Crockpot

Dieta Cetogénica

Olla de Cocción Cetogénica

Miranda Alonso

<u>TERMINOS & CONDICIONES</u>

Ninguna parte de este libro debe ser transmitida o reproducida en ninguna forma, incluyendo de manera electronica, impresa, escaneada, fotocopiada, grabada o mecanica sin un permiso escrito previo por el autor. Toda la información, ideas y lineamientos son unicamente para propositos educacionales. El escritor ha tratado de asegurar la mayor exactitud posible del contenido proporcionado en este libro, se le aconseja a todos los lectores seguir las siguientes instrucciones bajo su propia responsabilidad. El autor no es responsable por cualquier daño fortuito, personal o incluso comercial causado por la mal interpretacion de la informacion facilitada en este libro. Se invita a los lectores a buscar ayuda profesional cuando la necesiten.

INDICE

Capítulo 1

Todas las recetas son únicas y deliciosas, todas son muy fáciles de hacer y los ingredientes son fáciles de encontrar en tu mercado local. Este libro pondrá fin a tu rutina anterior e insatisfactoria, que era una carga para ti y para todos los que te rodean.

Ideal para cocinar cortes de carne asequibles a la perfección e ingredientes alimenticios completos para una nutrición máxima, este libro de cocina ofrece una colección completa de recetas de dieta cetogénica especialmente diseñadas para tu olla de cocción lenta.

Sin necesidad de un tedioso conteo de calorías o restricciones innecesarias, la dieta cetogénica puede convertir tu cuerpo en la máquina óptima para quemar grasa, lo que te permite mejorar tu bienestar, perder peso y recibir energía de nuevo.

Vivir el estilo de vida cetogénica se trata de comer deliciosos alimentos integrales sanos que mantienen un conteo de carbohidratos bajos y la energía alta para que puedas convertirte en una ¡máquina de quemar grasas! Y ahora hay aún más buenas noticias para aquellos de nosotros que estamos tratando de mantener nuestros hábitos alimenticios mientras mantenemos un estilo de vida en movimiento – la olla de cocción lenta.

La mejor colección de recetas de la dieta cetogénica en olla de cocción lenta, todo está cocinado a la perfección. Di adiós tu grasa para siempre, y adopta los nuevos cambios en tu cuerpo.

Deliciosa Sopa De Pollo Al Estilo Sudoeste

¡Increíble, simplemente increíble!!
Porciones: de 8 a 9

Ingredientes:

- 1 ½ libras de pollo, deshuesado y en cubos
- 1 ½ - 2 tazas de salsa casera
- 3 tazas de caldo de pollo
- Alrededor de 1.5 tazas de queso pepperjack (desmenuzado)

Instrucciones:

1. Antes que nada,asegúrate que tienes todos los ingredientes disponibles. Coloca las piezas de pollo en el fondo de la olla de cocción lenta.
2. Ahora agrega el caldo de pollo y cocina apropiadamente por alrededor de 6 horas.
3. Siguiente, por favor retira las piezas de pollo de la sopa y desmenúzalos.
4. Solo una cosa falta por hacer ahora. Luego regresa el pollo a la sopa, agrega

el queso y cocina apropiadamente por otros 35 minutos.

5. Finalmente sirve caliente.

Valores Nutricionales
Calorías 400
Grasas totales 20 g
Grasas saturadas 12 g
Carbohidratos totales 7 g
Fibra dietética 2 g
Proteínas 32 g

Estofado De Pollo Verde Clásico

Ingredientes:

- ¼ taza de puerros cortados
- Alrededor de ½ taza de guisantes verdes (Opcional)
- 2 tazas de cogollos de brócoli
- 1 - 2 tazas de caldo de pollo
- ½ cucharadita de sal
- ¼ cucharadita de pimienta negra
- Alrededor de 2.5 cucharadas de aceite de coco
- 3 - 4 libras de piezas de pollo deshuesadas y sin piel
- ½ cucharaditas de ajo picado
- 1 taza de tallos de apio picado

Preparación:

1. Antes que nada, por favor asegúrate que tienes todos los ingredientes disponibles. Por favor coloca todos los ingredientes en la olla de cocción lenta y cocina apropiadamente a fuego lento

por alrededor de 3 horas. La receta deliciosa esta lista. ¡Disfruta!!

Porciones: de 6 a 7

Alocado Guisado A Fuego Lento De Cerdo

Y Hongos

Ingredientes:

- 1 - 2 cucharadas de vinagre de vino blanco
- ¼ taza de crema de coco
- Alrededor de 1.5 cucharadas de aceite de oliva
- 2 cucharadas de mostaza seca o en polvo
- 1 cucharadita de sal
- 1 libra de hongos (ostra, portobello o baby bella)
- 1 ½ taza de caldo de huesos
- ½ cucharadita de nuez moscada molida
- 2 cucharadas de orégano seco
- ¼ tazas de alcaparras
- 2 cucharadas de aceite de coco
- ½ taza de cebolla picada
- 1 diente de ajo (Triturado)
- 1 - 2 libras de lomo de cerdo, cortado en cubos de una pulgada

- Alrededor de 1.5 cucharaditas de pimienta negra recién molida
- 1 cucharada de tomillo seco
- 1 cucharada de romero seco

Preparación:

1. Antes que nada, por favor asegúrate que tienes todos los ingredientes disponibles. En una sartén pesada, derrite el aceite de coco a fuego alto.
2. Ahora fríe la carne en varios lotes, hasta que todos los lados están dorados de manera uniforme.
3. Transfiere la carne a un recipiente.
4. A la misma sartén, por favor agrega el aceite de oliva y frie la cebolla y el ajo hasta que este dorado marrón.
5. Este paso es importante. Luego, por favor regresa la carne a la sartén y agrega el vinagre y todas las especies.
6. Mezcla hasta que esté bien combinado.
7. Luego condimenta con sal y pimienta.
8. Coloca la mezcla de la carne y el caldo en la olla de cocción lenta, cubre y cocina apropiadamente por alrededor de 3 a 4 horas en fuego lento.

9. Ahora agrega los hongos y la crema de coco y continúa cociendo por alrededor de 1 ½ horas a fuego lento.
10. Solo una cosa falta por hacer ahora. Luego agrega las alcaparras y cocina apropiadamente por otros 35 minutos.
11. Finalmente sirve caliente.

Porciones: 8

Valores Nutricionales
Calorías 730
Grasas totales 48 g
Grasas saturadas 22 g
Carbohidratos totales 4.5 g
Fibra dietética 3.8 g
Proteínas 50 g

Cautivador Guisado De Cerdo, Apio Y Albahaca

Ingredientes:

- 1 zanahoria picada
- Alrededor de 1.5 taza de apio picado
- 1 - 2 tazas de caldo de res
- Sal
- 1 cebolla pequeña picada
- Pimienta negra
- 1 manojo de perejil picado
- 1/2 taza de albahaca fresca
- Alrededor de 2.5 cucharada de aceite de coco
- 2 - 2 1/2 libras de carne de cerdo picada

Preparación:

1. Antes que nada, por favor asegúrate que tienes todos los ingredientes disponibles. Ahora agrega todos los ingredientes a la olla de cocción lenta y cocina apropiadamente a fuego lento por 8 horas.

Porciones: 8

Excepcional Pollo Entero Rostizado

Ingredientes:

- Alrededor de 1.5 cucharadas de aceite de oliva, para frotar
- 1 cucharadita de cebolla en polvo
- 2 cucharaditas de sal
- 1 - 2 cucharaditas de pimienta negra recién molida
- 1 pollo entero (aproximadamente de 5.5 libras)
- Alrededor de 2.5 cucharaditas de pimentón dulce en polvo (paprika dulce)
- 1 cucharadita de pimienta de cayena
- 1 cucharadita de tomillo molido
- 3 - 4 cucharadas de mantequilla, cortadas en cubos
- 4 dientes de ajo
- 5 - 6 cebollas pequeñas

Instrucciones:

1. Antes que nada, por favor asegúrate

que tienes todos los ingredientes disponibles. Mezcla todos los ingredientes secos bien.

2. Ahora rellena el pollo con ajo y cebollas.
3. Este paso es importante. En el fondo de olla de cocción lenta, coloca cuatro bolas de papel aluminio.
4. Luego rápidamente coloca el pollo encima de las pelotas de aluminio.
5. Frota bien con aceite de oliva.
6. Solo una cosa falta por hacer ahora. Ahora cubre el pollo con sazonador, coloca las piezas de mantequilla.
7. Finalmente cubre, cocina apropiadamente en fuego lento por alrededor de 7 horas. La deliciosa receta esta lista. ¡Disfruta!!

Porciones: 6
Tiempo de preparación: 15 minutos
Tiempo de cocción: 8 horas en fuego lento

Valores Nutricionales por Porción:
Carbohidratos netos 3.8g
Proteínas 12g

Grasas 42g

Cautivador Tocino, Queso Y Coliflor

Horneado

Ingredientes:

- Alrededor 2.5 cucharadas de manteca (o mantequilla, si lo prefieres)
- 1/2 taza de queso amarillo, Cheddar, desmenuzado
- Alrededor de 1.5 cucharadas de manteca (o mantequilla, si lo prefieres) para engrasar la olla de cocción lenta
- 1 cabeza de coliflor,cortada en ramitos
- 1 cucharada de sal
- 1/2 – 3/4 cucharada de pimiento negra recién molida
- 5 - 6 rebanadas de tocino,crujiente y desmenuzadas
- 1/2 taza de queso crema
- 1/4 – 1/2 taza de crema batida o crema chantilly

Instrucciones:

1. Antes que nada, por favor asegúrate de tener todos los ingredientes disponibles. Engrasa la olla de cocción lenta.
2. Ahora agrega todos los ingredientes, excepto el queso y el tocino.
3. Luego cocina apropiadamente en fuego lento por cerca de 3 horas.
4. Solo una cosa falta por hacer ahora. Abre la tapa y agrega el queso.
5. Vuelve a tapar, cocina apropiadamente por otra hora.
6. Agrega el tocino y sirve.

Datos nutricionales:
Carbohidratos netos: 0.8g
Proteínas: 12g
Grasa: 22g
Calorías: 235

Alocada Cazuela De Mostaza Y Calabacin

Ingredientes:
- 2 tazas de calabacín cortados
- Sal y Pimienta al gusto
- 1 tazas de queso cheddar, desmenuzado y dividido
- Alrededor de 1.5 cucharaditas salvia molida
- 2 - 3 huevos grandes
- Alrededor de 2.5 cucharaditas de mostaza amarilla preparada

Instrucciones:
1. Antes que nada, por favor asegúrate que tienes todos los ingredientes disponibles. Engrasa los lados y el fondo de la olla de cocción lenta con aceite en spray para cocinar.
2. Ahora en un recipiente, bate bien los huevos.
3. Condimenta con sal y pimienta.
4. Luego revuélvelo con salvia molida y mostaza amarilla. Mezcla bien.

5. Este paso es importante. Agrega 1 taza de queso.
6. En una olla de cocción lenta extiende de manera uniforme en el fondo de la olla de cocción lenta el calabacín.
7. Ahora vierte la mezcla de huevo.
8. Solo una cosa falta por hacer ahora. Cubre y cocina apropiadamente en fuego lento por cerca de 5 horas o en fuego alto por alrededor de 3 horas.
9. Finalmente esparce el queso restante y cocina apropiadamente por otros 35 minutos. La receta esta lista. ¡Disfruta!!

Porciones: de 6 a 7
Tiempo de Cocción: 5 horas y por alrededor de 35 minutos
Tiempo de preparación: 20 minutos

Información Nutricional:
Calorías por porción: 140
Carbohidratos: 1.6g
Proteínas: 8.3g
Grasa: 11.8g
Azúcar: 0.5g

Sodio: 200mg
Fibra: 0.35g

Bol De Desayuno Clásico De Jamón,

Queso Y Brócoli

Ingredientes:

- 2 tazas de queso cheddar (desmenuzados)
- Alrededor de 1.5 de cucharaditas de semillas de mostaza, molidas.
- 1 media cabeza de brócoli, cortada en trozos pequeños.
- 2 - 3 cabezas de ajo (picadas)
- Sal y pimienta al gusto
- 2 tazas de jamón (en cubos)
- Una pizca de pimentón (paprika)
- 3 - 4 tazas de caldo de vegetales
- Alrededor de 2.5 cucharadas de aceite de oliva

Instrucciones:

1. Antes que nada, por favor asegúrate de tener todos los ingredientes

disponibles. Ahora agrega todos los ingredientes a la olla de cocción lenta en el orden de la lista.
2. Finalmente cubre, cocina apropiadamente en fuego lento por alrededor de 8 horas. La receta esta lista. ¡Disfruta!!

Datos Nutricionales:
Carbohidratos netos: 5.2g
Proteínas: 22g
Grasa: 22g
Calorías: 295

Deliciosa Cazuela Con Queso De Tomates

Uva

Ingredientes:

- ¼ taza de queso Colby o queso gouda
- Alrededor de ¾ taza de tomates uvas o tomates cereza cortados por mitad
- 1/2 - 3/4 cucharadita de sal
- Alrededor de ½ taza de queso parmesano desmenuzado
- 1 taza de leche
- Alrededor de 1 cucharadita de pimientanegra
- 5 - 6 huevos grandes

Instrucciones:

1. Antes que nada, por favor asegúrate que tienes todos los ingredientes disponibles. Ahora por favor engrasa los lados y el fondo de la olla de cocción lenta con spray para cocinar
2. Ahora en un recipiente grande, bate bien los huevos

3. Condimenta con sal y pimienta
4. Luego vierte la leche y el queso Colby y bate bien
5. Este paso es importante. Vierte la mezcla de huevos en una olla de cocción lenta
6. Coloca uniformemente espaciado y coloca los tomates uva
7. Solo una cosa falta por hacer ahora. Ahora esparce el queso parmesano encima
8. Finalmente cubre y cocina apropiadamente por alrededor de 3 a 4 horas en fuego alto, o hasta que esté listo y los lados estén ligeramente dorados. La receta esta lista. ¡Disfruta!!

Porciones: 4
Tiempo de cocción: 5 horas
Tiempo de preparación: 15 minutos

Información nutricional:
Calorías por porción: 200
Carbohidratos: 11.5g
Proteínas: 10.5g

Grasa: 14.5g
Azúcar: 9g
Sodio: 500mg
Fibra: 0.5g

Único Y Delicioso Quiche En Olla De

Cocción Lenta

Ingredientes:

- 9 - 10 tiras de tocino, crujiente y triturado
- Alrededor de 1.5 taza queso cheddar (rallado)
- Alrededor de 1.5 cucharada de mantequilla
- Una pizca de pimienta negra recién molida
- ½ taza de espinaca fresca (cortada)
- 9 - 10 huevos (batidos)
- 1 taza de crema espesa

Instrucciones:

1. Antes que nada, por favor asegúrate que tienes todos los ingredientes disponibles. Engrasa con mantequilla la olla de cocción lenta.
2. Ahora en un tazón grande, mezcla todos los ingredientes, excepto el

tocino triturado.

3. Solo una cosa falta por hacer ahora. Luego transfiere la mezcla a la olla de cocción lenta, esparza el tocino encima.
4. Finalmente cubre, cocina apropiadamente en fuego lento por alrededor de 4 horas. (en los últimos 20 minutos vigílalo cuidadosamente, no lo sobre cocines) La receta esta lista. ¡Disfruta!!

Valores Nutricionales por Porción:
Carbohidratos Netos 5.5g
Proteínas 12.5g
Grasas 20g
Calorías: 310

Elegante Cazuela De Desayuno Con Queso

Y Camarón

Ingredientes:

- 5 - 6 huevos grandes
- Sal y pimienta al gusto
- Alrededor de 1.5 tazas de queso cheddar (desmenuzado)
- ½ - 1 taza de leche
- 1 libra de camarón crudo, pelado y desvenado
- 3 - 4 onzas de queso crema (cortado)

Instrucciones:

1. Antes que nada, por favor asegúrate que tienes todos los ingredientes disponibles. Engrasa los lados y el fondo de la olla de cocción lenta con aceite en spray para cocinar.
2. Ahora en un recipiente grande, bate bien los huevos.
3. Sazona con pimienta y sal.
4. Luego vierte la leche y ½ de queso

cheddar.

5. Este paso es importante. Añada el queso crema y el camarón.
6. Colócalo en la olla de cocción lenta.
7. Solo una cosa falta por hacer ahora. Ahora cubre y cocina en la olla de cocción lenta por alrededor de 3 horas en fuego alto.
8. Finalmente destapa y esparce queso encima y cocina apropiadamente por alrededor de 50 minutos o hasta que el centro / medio de la cazuela este cocida. La receta esta lista. ¡Disfruta!!

Porciones: 4
Tiempo de cocción: 3 horas
Tiempo de preparación: 20 minutos

Información Nutricional:
Calorías por porción: 330;
Carbohidratos: 8.5g;
Proteínas: 19.5g;
Grasas: 24g;
Azúcar: 5.5g;
Sodio: 500mg;

Fibra: 5.2g

Excelente Pollo Cremoso Agridulce

Ingredientes:

- Tomates picados y chiles verdes – 1 (14 oz.) lata
- Crema agria – alrededor de 1.5 taza
- Pechugas de pollo – 2 lbs.
- Caldo de pollo – ½ taza
- Sazonador para tacos caseros – un lote de alrededor de 1.5

Instrucciones:

1. Antes que nada, por favor asegúrate que tienes todos los ingredientes disponibles. Ahora combina todos los ingredientes en la olla de cocción lenta.
2. Finalmente cocina apropiadamente por alrededor de 6 horas en fuego lento. La receta esta lista. ¡Disfruta!!

Información Nutricional por Porción:
260calorías
12 g Grasas totales

2.5 g Fibra
30 g Proteínas

Deliciosa Frittata De Jamón Con Espinacas

Ingredientes:

- 2 puñados de espinaca fresca

- 9 - 10 huevos, de gran tamaño

- Sal y pimienta

- 1/2 pimiento verde (cortado en cubitos)

- 1 taza de jamón (en cubos)

Equipo:

- 1 forro para la olla de cocción lenta

Preparación:

1. En primer lugar, asegúrate de tener todos los ingredientes disponibles. Cubre la olla de cocción lenta de forma ovalada de 6 cuartos con el forro y engrasacon

aceite en aerosol antiadherente.

2. Ahora pon el jamón, las espinacas y los pimientos en la olla de cocción lenta.

3. Este paso es importante. Rompelos huevos en un bol.

4. Agrega la pimienta, la sal y batir hasta que estén completamente mezclados.

5. Luego vierte los huevos batidos en la olla de cocción lenta.

6. Una cosa queda por hacer ahora... Cierra la tapa de la olla y cocina bien durante 1 ½ horas a fuego alto o hasta que el centro de la Frittata ya no se sacuda cuando agite la olla de cocción lenta.

7. Ahora levanta la olla de cocción y desliza hacia afuera el forro con una espátula.

8. Finalmente, cortala Frittata en cuadrados y sirve.

¡¡¡Oh,sí!!!

Información nutricional:

Calorías: 100

Grasa total: 6g

Carbohidratos totales: 1.5g

Fibra dietética: 2.5g

Maravilloso Salmón Escalfado En Cocción

Lenta

Ingredientes:

- 1 hoja de laurel

- 1 - 2 libras de piel en salmón (4 filetes)

- 2 tazas de agua

- 4 - 5 ramitas de eneldo o estragón

- Aproximadamente 1,5 chalotas, en rodajas finas.

- 1 limón, en rodajas finas

- Aproximadamente 1,5 cucharadita de sal

- 1 cucharadita de pimienta negra

Preparación:

1. Antes que nada, asegúrate de tener

todos los ingredientes disponibles. En la olla de cocción lenta, mezcla sal, pimienta, chalotas (las chalotas se pueden sustituir utilizando la parte más blanca de un puerro y un ajo. La combinación de ambos ingredientes da como resultado un sabor muy similar), hierbas, laurel, limón y lima.

2. Ahora cubre y cocina adecuadamente durante una hora a fuego alto.

3. Sazona la parte superior del salmón con pimienta y sal.

4. Una cosa queda por hacer ahora... Coloca el salmón en la olla de cocción lenta con la piel hacia abajo.

5. Finalmente cubre y cocina adecuadamente durante aproximadamente 2 horasa

temperatura alta o hasta que el pescado esté escamoso. La receta está lista. ¡¡¡ A disfrutar!!!

Rinde: de 4 a 5 porciones

Información nutricional:

Calorías por porción: 360

Hidratos de carbono: 2g

Proteína: 55g

Grasa: 13g

Azúcar: 0.9g

Sodio: 140 mg

Fibra: 0.35g

Asombroso Desayuno De Salchicha En Salsa Picante

Ingredientes:

- Chile en polvo: aproximadamente 1,5 cucharadita
- Sal - 1/4 cucharadita
- Salsa - 1 taza
- Queso Pepper Jack (Puede sustituirse con Monterrey Jack)- 1 taza
- Huevos - 9
- Polvo de ajo: aproximadamente 1 cucharadita
- Cilantro - 1/2 cucharadita
- Pimienta - 1/4 – 1/2 cucharadita
- Comino - 1 cucharadita
- Rollo de salchicha de cerdo (cocido, en

rodajas): 1 (11 oz)

- Leche (1%) - 1 taza

Preparación:

1. En primer lugar, asegúrate de tener todos los ingredientes disponibles. A continuación, cocina la salchicha de cerdo a fuego medio en una sartén hasta que se dore, luego agrega la salsa y los condimentos.

2. Ahora deja de lado hasta que se enfríe un poco.

3. Este paso es importante. Bate la leche y loshuevos en un bol y luego agrega el cerdo.

4. A continuación, agrega el queso y revuelve hasta que esté bien combinado.

5. Una cosa queda por hacer ahora... Engrasa la olla de cocción lenta y agrega la mezcla, cubre y cocina adecuadamente a baja temperatura durante aproximadamente 4 a 5 horas o a fuego alto durante 2 ½ horas.

6. Finalmente adornar según lo deseado y disfrutar de la comida. La receta está lista. ¡¡¡A disfrutar!!!

Información nutricional:

Calorías: 320

Grasa total: 24g

Carbohidratos: 5g

Fibra: 0.45g

Proteína: 17.5g

Gran Desayuno De Quiché De Coliflor

Ingredientes:

- Aproximadamente 1,5 cabezas de Coliflor (Triturada)
- Pimienta y sal al gusto
- 1 - 2 tazas de queso
- 2 paquetes (5 onzas) de salchichas para desayuno pre cocidas, en rodajas
- 10 huevos
- 1/2 taza de leche

Preparación:

1. Antes que nada, asegúrate de tener todos los ingredientes disponibles. A continuación, engrasa los lados y la parte inferior de la olla de cocción lenta

con aceite en aerosol.

2. Ahora en un tazón grande, bate ligeramente los huevos, la pimienta y la sal.

3. Vierte la leche y bate bien.

4. Este paso es importante... Para ensamblar, coloca 1/2 de coliflor rallada en el fondo de la olla en una capa pareja, seguida de 1/3 de las salchichas en rodajas, y luego 1/3 del queso.

5. Luego sazona con pimienta y sal.

6. Repite este proceso de capeo y condimentación 2 veces más.

7. Una cosa queda por hacer ahora... Vierte la mezcla de huevo.

8. Finalmente cubre y cocina adecuadamente a baja temperatura durante 5 horasaproximadamente o

hasta que se solidifique y los lados estén ligeramente dorados. La receta está lista. ¡¡¡A disfrutar!!!

Rinde: 8 porciones

Tiempo de cocción: 5 horas

Tiempo de preparación: 25 minutos

Información nutricional:

Calorías por porción: 480

Carbohidratos: 4.5g

Proteína: 28g

Grasa: 38g

Azúcar: 2.8 g

Sodio: 650 mg

Fibra: 0.75g

Nostálgica Pizza De Espinacas Y Salchichas

Ingredientes:

- 3 tazas de espinacas frescas
- 1/2 taza de pepperoni en rodajas
- 1/4 taza de tomates secados al sol (picados)
- 2 - 3 tazas de mozzarella rallada
- 1 taza de carne magra molida
- 2 tazas de salchicha de cerdo picante
- 2 dientes de ajo (picados)
- Sal y pimienta para probar
- Aproximadamente 1.5 cucharadas de aceite de oliva
- 1 ¾ - 2 tazas de salsa de pizza sin azúcar lista para usar
- Aproximadamente 1/2 taza de

aceitunas negras sin hueso (en rodajas)

- 1/2 taza de cebollas de primavera (picadas)
- 1 cucharada de cebollas secas y fritas

Preparación:

1. Antes que nada, asegúrate de tener todos los ingredientes disponibles. En una sartén, calienta el aceite de oliva.
2. Dora la carne magra, luego la carne de cerdo.
3. Ahora drena el aceite de ambas carnes, mezcla.
4. Este paso es importante... Vierte la carne en la olla de cocción.
5. Luego, distribuye uniformemente y presiona hacia abajo.
6. Una cosa queda por hacer ahora...

Alterna en capas: salsa de pizza, aderezos y queso.

7. Finalmente cubre y cocina adecuadamente a baja temperatura durante 4 a 5 horas aproximadamente. La receta está lista. ¡¡¡A disfrutar!!!

Valores nutricionales por porción:

Carbohidratos Netos: 2.8g

Proteína: 32g

Grasa: 20g

Calorías: 350

Perfecto Desayuno Fácil De Cazuela De Huevo Y Camarón

Ingredientes:

- Pimienta y sal al gusto
- Camarones crudos de 1 libra, pelados y desvenados
- 5 - 6 huevos
- Aproximadamente 2,5 tallos de cebollas verdes (picadas)

Preparación:

1. En primer lugar, asegúrate de tener todos los ingredientes disponibles. A continuación, engrasa los lados y la parte inferior de la olla de cocción lenta con aceite en aerosol.

2. Ahora configura a alta temperatura

3. Coloca 1/2 de camarón en el fondo de la olla y distribuye uniformemente.

4. Luego, en un tazón bate los huevos.

5. Sazonar con pimienta y sal.

6. Este paso es importante... Vierte la mezcla de huevo en la olla.

7. Esparce gentilmente la mitad restante de los camarones sobre los huevos.

8. Ahora cubre y cocina adecuadamente durante 2 horas aproximadamente.

9. Una cosa queda por hacer ahora... Espolvorea las cebollas verdes por encima.

10. Finalmente continúa cocinando hasta que se el centro se asiente, alrededor de 30 a 50 minutos más. La receta está lista. ¡¡¡A disfrutar!!!

Rinde: de 4 a 5 porciones

Tiempo de cocción: 3 a 4 horas

Tiempo de preparación: 10 minutos

Información nutricional:

Calorías por porción: 300

Hidratos de carbono: 2.5g

Proteína: 36.5g

Grasa: 16g

Azúcar: 1.5g

Sodio: 100 mg

Fibra: 0.5g

Desayuno Soberbio De Coco Y Espinacas A

La Cazuela

Ingredientes:

- Alrededor de 6.5 onzas decorazones de alcachofa (troceados)
- 1/2 - 3/4 de taza de harina de coco
- 1 taza de queso parmesano (gratinado)
- 7 - 8 huevos
- 3 tazas de dientes de ajo (picados)
- Alrededor de 1.5 cucharaditade sal
- 1/2 cucharaditade pimienta
- 1 cucharada de polvo para hornear
- 1/2 - 3/4 de taza de leche de almendras (sin endulzar)
- 4 - 5 onzas de espinacafresca (troceada)

Instrucciones:

1. Antes que nada, asegúrate por favor de tener todos los ingredientes a mano.Ahora mezcla todos los ingredientes en un tazón y vierte la mezcla en una olla de cocción

engrasada.

2. Finalmentecocina apropiadamentede 4 a 5 horasen ajuste bajo.La emblemática receta está lista. ¡¡Disfruta!!

Valores Nutricionales por Porción:
Calorías: 140
Grasa total: 7.4 g
Carbohidratos netos: 3.5 g
Fibra: 3.8 g
Proteína: 9.8 g

Falda De Resenergetica En Olla De

Cocción

Ingredientes:
- 2 tazas de agua
- 1 repollo, cortado en cuñas
- 1 - 2 libras de falda de resen conservacon paquete de condimentos
- Alrededor de 2.5 cebollas (troceadas)

Instrucciones:
1. Antes que nada, asegúrate por favor de tener todos los ingredientes a mano.En agua corriente fría, enjuaga la conserva de carne y sécala con toallas de papel.
2. Ahora coloca la conserva de resen la olla de coccióny espolvorea el paquete de condimentos.
3. Este paso es importante.Después agrega las cebollas, el repollo y el agua.
4. Solo queda una cosa por hacer ahora.Cubreycocina apropiadamenteen

ajuste bajo de 7 a 8 horas.
5. Finalmentesirve y disfruta.

Porciones: 6
Tiempo de cocinado: 7 a 8 horas
Tiempo de preparación: 10 minutos

Valores Nutricionales por Porción:
Calorías: 310
Carbohidratos: 3.6g
Proteína: 22g
Grasa: 22g
Azúcar: 1.5g
Sodio: 180mg
Fibra: 0.5g

Tocino, Ajo,Calabacita Y Espinaca De La

Suerte

Ingredientes:

- 5 - 6 dientes de ajo, cortado finamente
- 2 tazas de espinacababy
- 7 - 8 rebanadas de tocino
- Alrededor de 1.5 cebolla roja (en cuadritos)
- 1 taza de caldo de pollo
- Sal y pimientaal gusto
- Alrededor de 1.5 cucharadas de aceite de oliva
- 3 - 4 calabacitas medianas (en cubitos)

Instrucciones:

1. Antes que nada, asegúrate por favor de tener todos los ingredientes a mano.En una sartén, calienta el aceite de oliva, dora el tocino por 6 minutos.
2. Ahora córtalo en pedazos en la sartén.
3. Solo queda una cosa por hacer ahora.

Coloca el resto de los ingredientes en la olla de cocción, esparce el tocino y la grasa de la sartén sobre los ingredientes.

4. Finalmentecubre, cocina apropiadamenteen ajuste bajo de 6 horas.La emblemática receta está lista. ¡¡Disfruta!!

Valores Nutricionales por Porción:
Carbohidratos Netos: 4.5g
Proteína: 10g
Grasa: 12g
Calorías: 200

Tortilla Super Cremosa De Huevo Con

Queso Y Setas

Ingredientes:

- 7 - 8 onzas de setas frescas, limpias y en rodajas
- Pimienta y sal al gusto
- 7 - 8 onzas de queso crema, cortados en cubos pequeños
- 1/2 taza de mezcla mexicana de quesos (rallada)
- 12 huevosmedianos
- Alrededor de 1 taza de leche

Instrucciones:

1. Antes que nada, asegúrate por favor de tener todos los ingredientes a mano.Engrasa los costados y el fondo de la olla de coccióncon aceite de cocina en aerosol.
2. Ahora pon una sartén antiadherente a fuego medio altoy cocina

apropiadamentelas setas de 15 minutos, hasta que se suavicen.

3. Mientras tanto, bate bien los huevos.
4. Después sazonar con sal y pimienta.
5. Este paso es importante.Vierte la leche y mezcla bien.
6. Con una cuchara ranurada, transfiere las setas blandas a la olla de cocción y extiéndelas uniformemente en la parte inferior.
7. Ahora cubre con el queso crema.
8. Vierte la mezcla de huevo.
9. Solo queda una cosa por hacer ahora.Cubre con más queso.
10. Finalmentetapa la ollay cocina apropiadamentede 3 horascon ajuste alto. La emblemática receta está lista. ¡¡Disfruta!!

Porciones: 8

Tiempo de cocinado:alrededor de 1 a 2 horas en nivel bajo o 40 minutos en nivel alto

Tiempo de preparación: 20 minutos

Valores Nutricionales por Porción:

Calorías: 280

Carbohidratos: 24g

Proteína: 14.5g

Grasa: 16g

Azúcar: 3g

Sodio: 250mg

Fibra: 3.5g

Delicioso Omelet De Queso Español

Ingredientes:

- Alrededor de 2.5 cucharadas de aceite de oliva
- 1/2 taza de queso Cheddar (bajo en grasa, rallado)
- 10 - 11 huevos (batidos ligeramente)
- 1/2 - 3/4 de cucharadita de sal
- Alrededor de 1/2 cucharadita Pimienta negra
- 1/2 taza de tomate (en trozos)
- 1 librade papas Russet (peladas, en trozos)
- 1/2 taza de cebolla (en trozos)

Instrucciones:

1. Antes que nada, asegúrate por favor de tener todos los ingredientes a mano.Engrasa la olla de coccióncon una cubierta desechable.
2. Ahora dora ligeramente las papas en

una sartén por 8 minutos.

3. Revuelve con lascebollas ycocina apropiadamentepor otros 2 a 4 minutos.

4. Después transfiere la mezcla de papas y cebolla a la olla de cocción, extendiéndolas uniformemente y sazonando con sal y pimienta.

5. Este paso es importante. Bate los huevosyviértelos sobre la mezcla de cebolla y papas, removiendo suavemente para extender.

6. Ahora cubre y cocina por 2 horas en ajuste bajo.

7. Transfiere la tortilla a un plato y espolvorea el queso encima.

8. Solo queda una cosa por hacer. Mantenla cubierta de 5 a10 minutoshasta que el queso se derrita.

9. Finalmente sirve con el tomate por encima. La emblemática receta está lista. ¡¡Disfruta!!

Valores Nutricionales por Porción:
Calorías: 200
Grasa Total: 13 g

Carbohidratos: 12 g
Fibra: 4.5 g
Proteína: 13.5 g

Maravilloso Pollo Al Ajo Con Limón

Ingredientes:

- 1 - 2 cabezas de ajo
- Alrededor de 1.5 de pollo entero (unas 4 libras)
- Sal y pimientaal gusto
- 2 limones
- Alrededor de 2.5 ramitas de romero fresco

Instrucciones:

1. Antes que nada, asegúrate por favor de tener todos los ingredientes a mano.Engrasa los costados y el fondo de la olla de coccióncon aceite en aerosol.
2. Rebana cada Cabeza de ajo por mitad y coloca 3 rebanadas al fondo de la olla.
3. Corta un limón en 4 rebanadas iguales yponlas al fondo, junto al ajo.
4. Pon la olla en modo alto.
5. Este paso es importante. Corta un

limón a la mitad.

6. Exprime la mitad de un limón sobre el pollo.
7. Sazonael pollo generosamente con salypimienta, por dentro y fuera.
8. Adentro del pollo coloca una mitad del ajo y una varita de romero.
9. Coloca el pollo encima del ajo y el limón en la olla de cocción.
10. Cubre el pollo con el romero y ajo restante.
11. Solo queda una cosa por hacer.Rebana el otro limón en cortes delgados y ponlos encima del pollo.
12. Cubreycocina apropiadamentede 4 horas ohasta que el pollo haya alcanzado una temperatura interna de70a76 grados centígrados. La emblemática receta está lista. ¡¡Disfruta!!

Porciones: 4 a 5
Tiempo de cocinado: 4 a 5 horas
Tiempo de preparación: 10 a 15 minutos

Valores Nutricionales por Porción:
Calorías: 290
Carbohidratos: 6g
Proteína: 48g
Grasa: 7.5g
Azúcar: 1g
Sodio: 180mg
Fibra: 2.4g

Sorprendentesalmón Tandoori Con

Ensalada De Pepino

Ingredientes:
- Alrededor de 1.5 cucharadita de sal
- 3 - 4 filetes de salmón salvaje (4 onzas, cada uno)
- 1 cucharadita de pimienta negra
- Alrededor de 2.5 cucharadita de especia Tandoori
- 3 - 4 cucharadas demantequilla Ghee

Ensalada de Pepino
- 2 cucharadas deaceite de oliva extra virgen
- 1/2 taza de perejil
- 1 pepinoinglés
- 1 taza de arúgula
- Alrededor de 1/2 taza de jugo de limón

Instrucciones:
1. Antes que nada, asegúrate por favor de tener todos los ingredientes a

mano.Calienta la mantequilla Ghee en la sartén en medio alto junto con la especia Tandoori durante un minuto.

2. Ahora coloca los filetes de salmónen la olla de cocción, con el lado de la piel hacia abajo, espolvorea sal, pimienta negra, yvierte la mantequillaTandoori sobre el salmón.

3. Después cocina en alto de 4 horas.

4. Solo queda una cosa por hacer ahora.Mientras se cocina el salmón, cortapepino, ymezcla con arúgula, perejil, jugo de limónyaceite de oliva extra virgen.

5. Finalmente sirve el salmón con ensalada fresca de pepino. La emblemática receta está lista. ¡¡Disfruta!!

Porciones: 7
Tiempo de preparación: 15 minutos
Tiempo de cocinado: 4 horas

Valores Nutricionales por Porción:
Calorías: 410

Carbohidratos: 2.2 g
Grasa: 35 g
Proteína: 25 g
Sodio: 640 mg
Azúcar: 0 g